小さなことの積み重ね

98歳現役医師の〝元気に長生き〟の秘訣

高橋幸枝

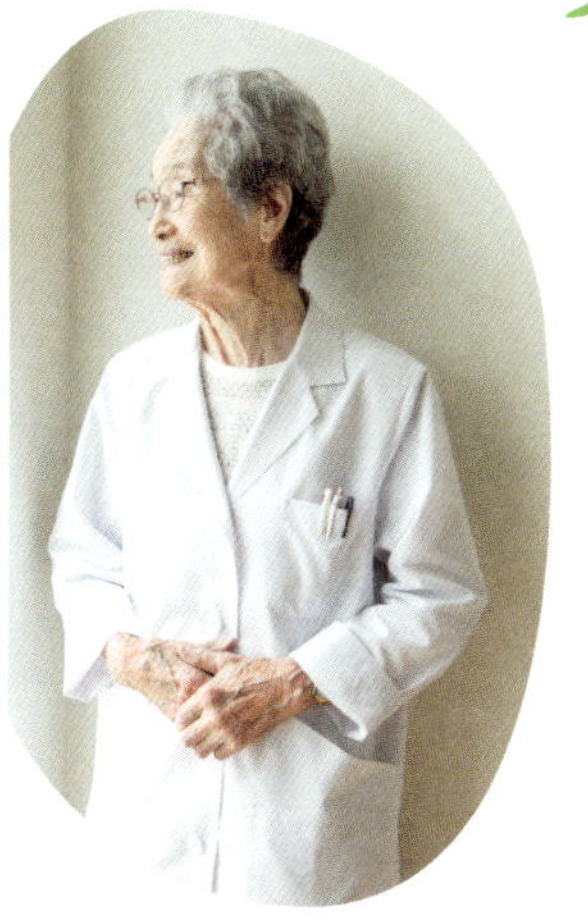

今でも週に1回は診療を続けています。
最低限のレベルですが
パソコンもなんとか使えるんですよ。

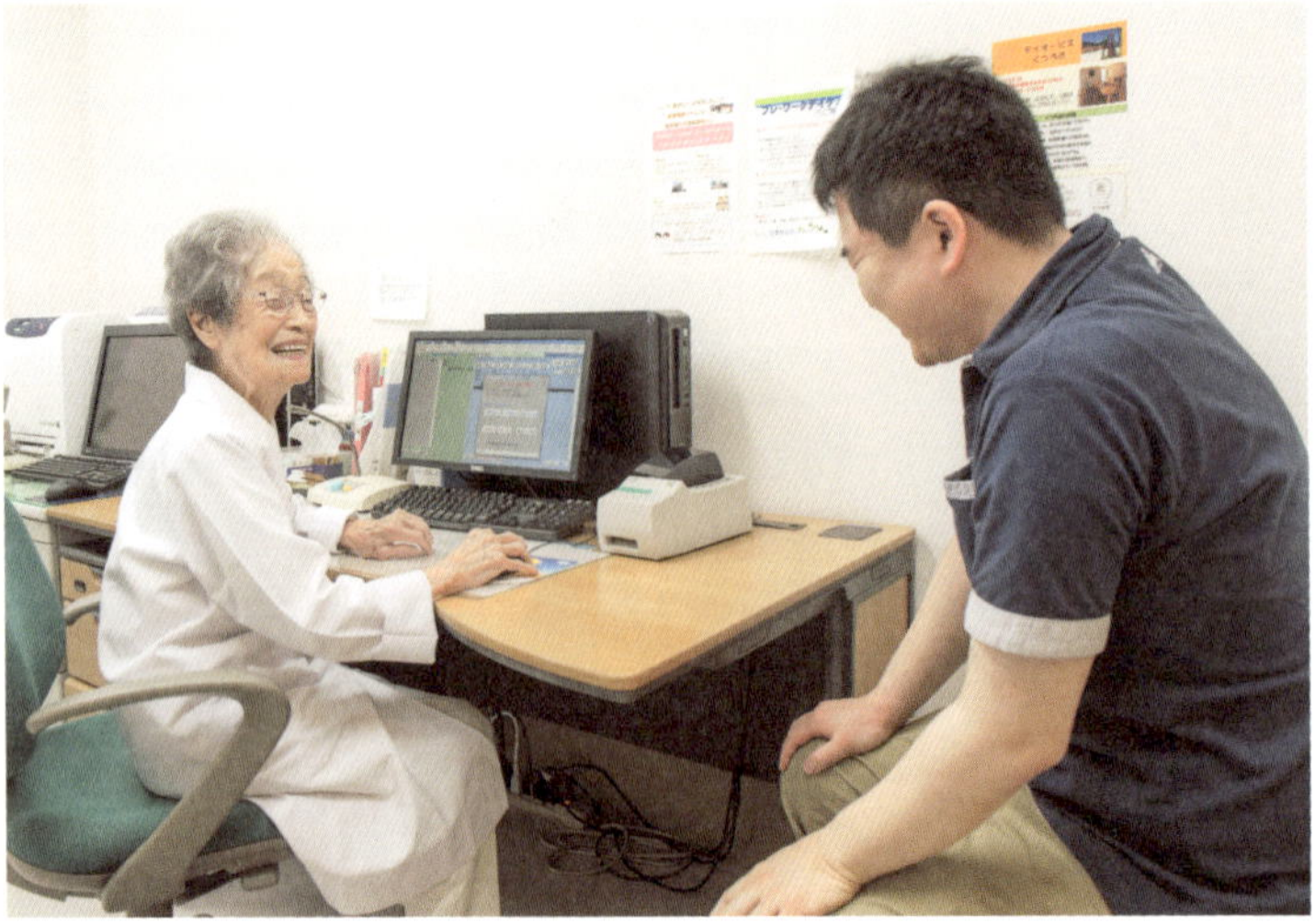

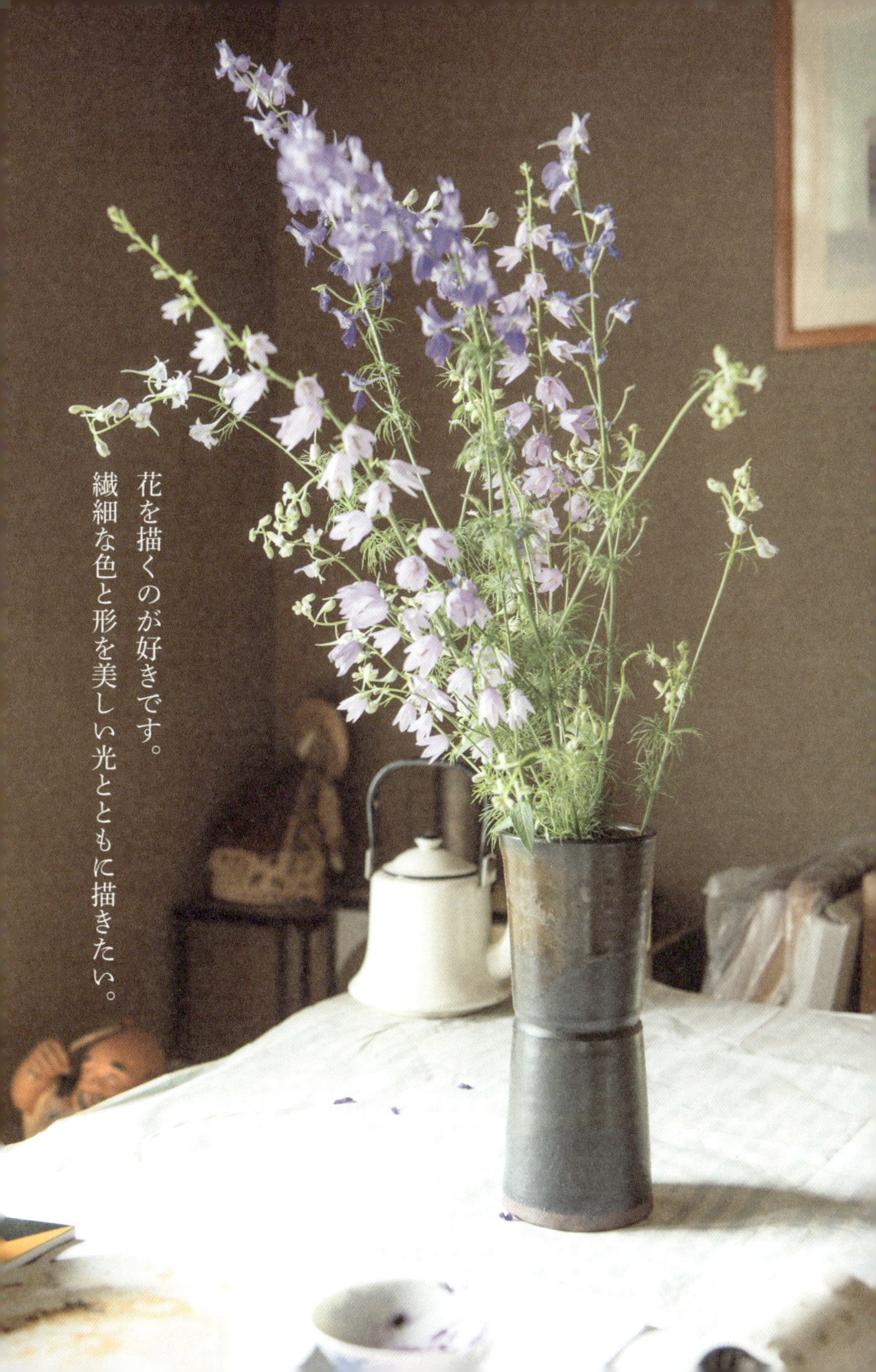

花を描くのが好きです。
繊細な色と形を美しい光とともに描きたい。

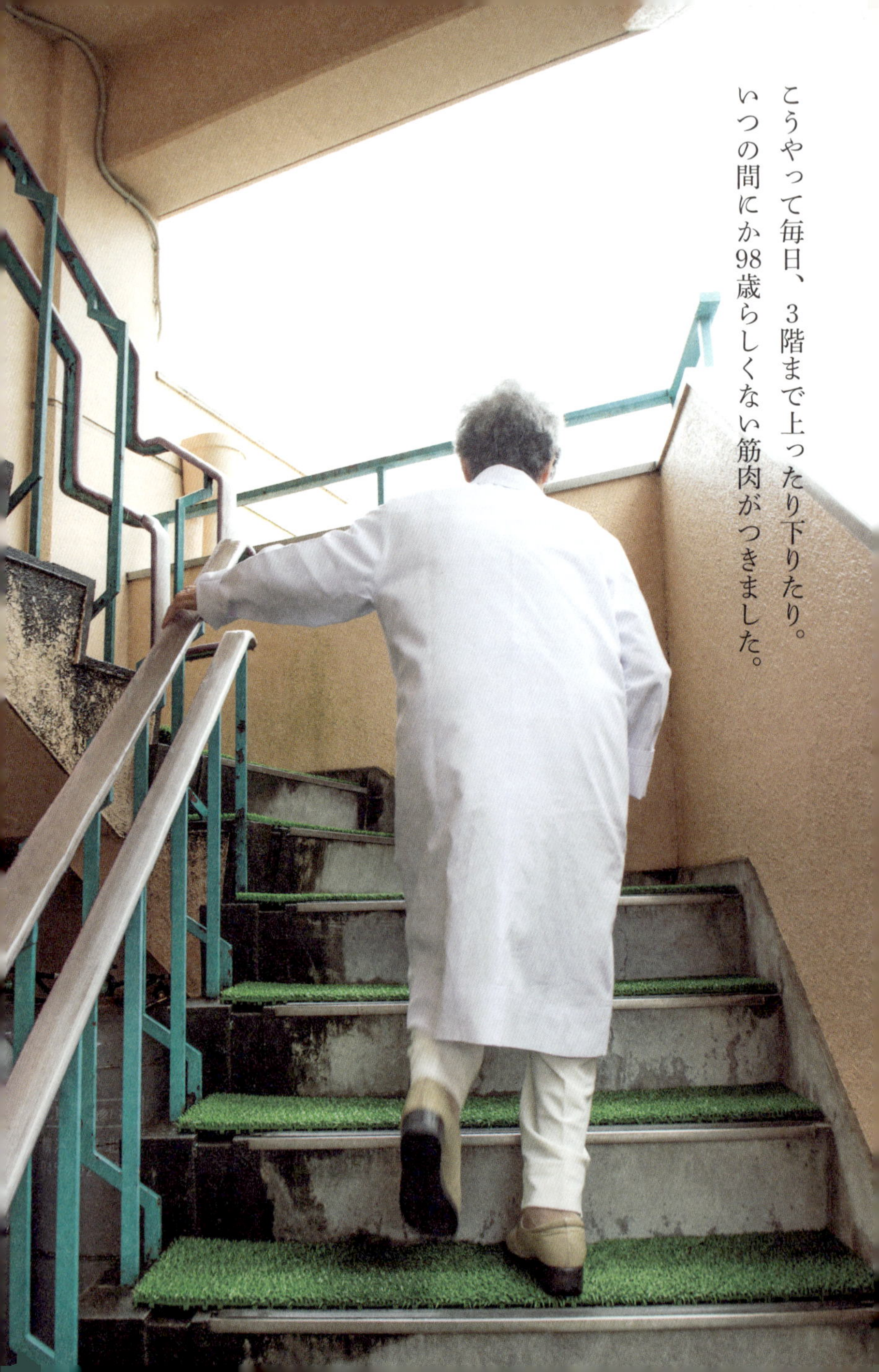
こうやって毎日、３階まで上ったり下りたり。
いつの間にか98歳らしくない筋肉がつきました。

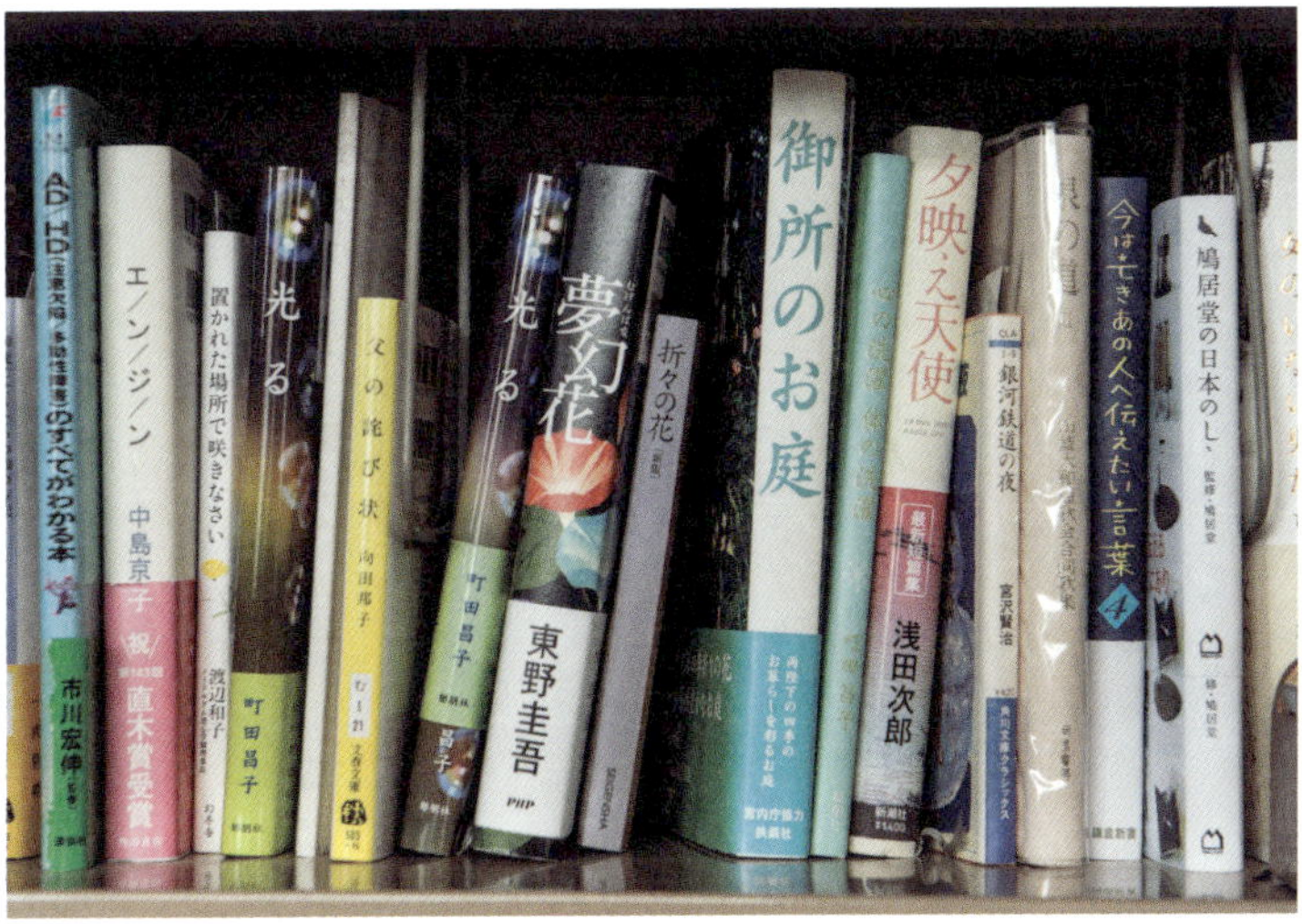

午後のお楽しみは読書。
小説をよく読みます。
最近は池井戸潤さんね。

一人暮らしだから料理もします。
からだが食べたいというものを
腹八分目までおいしくいただきます。

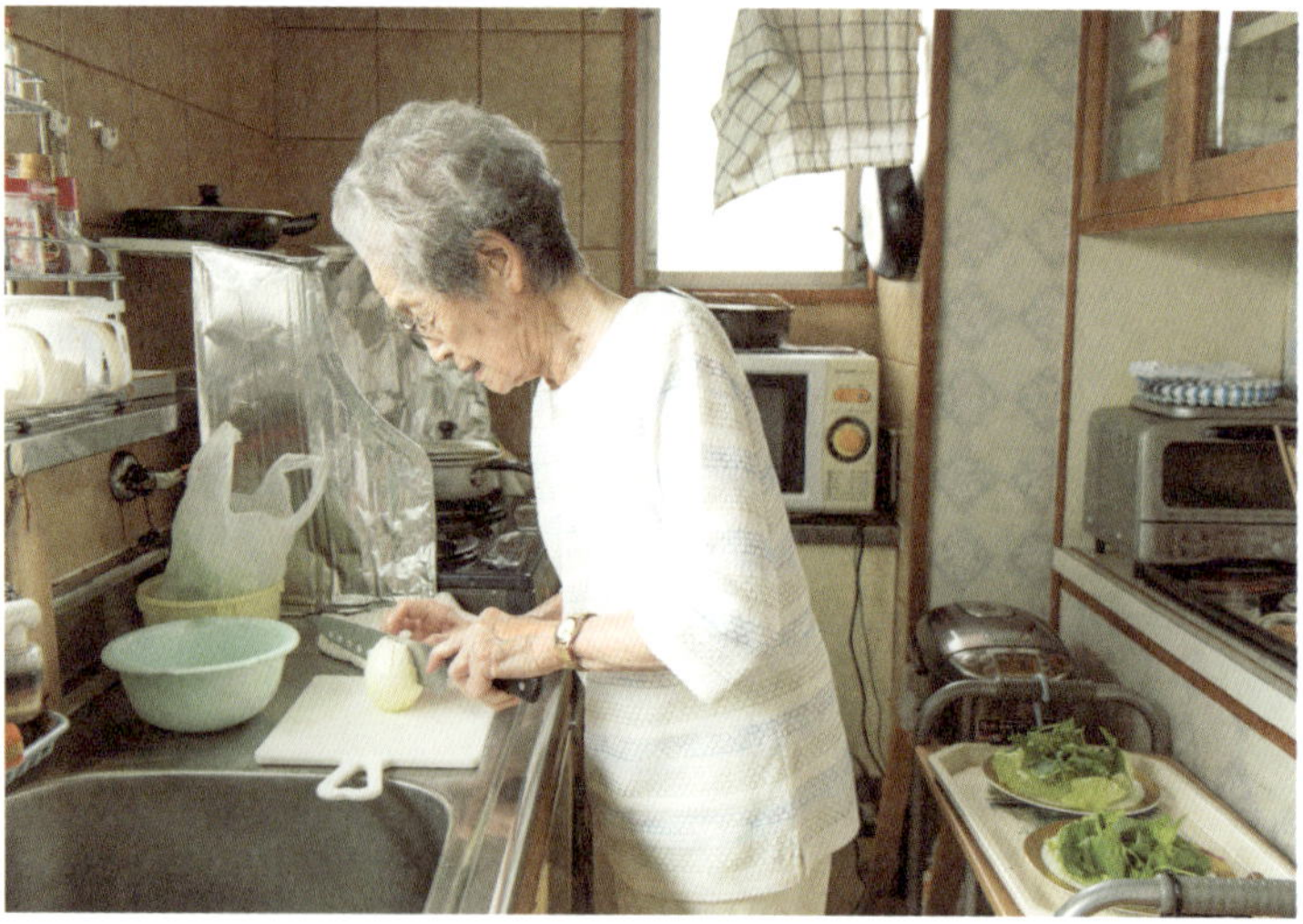

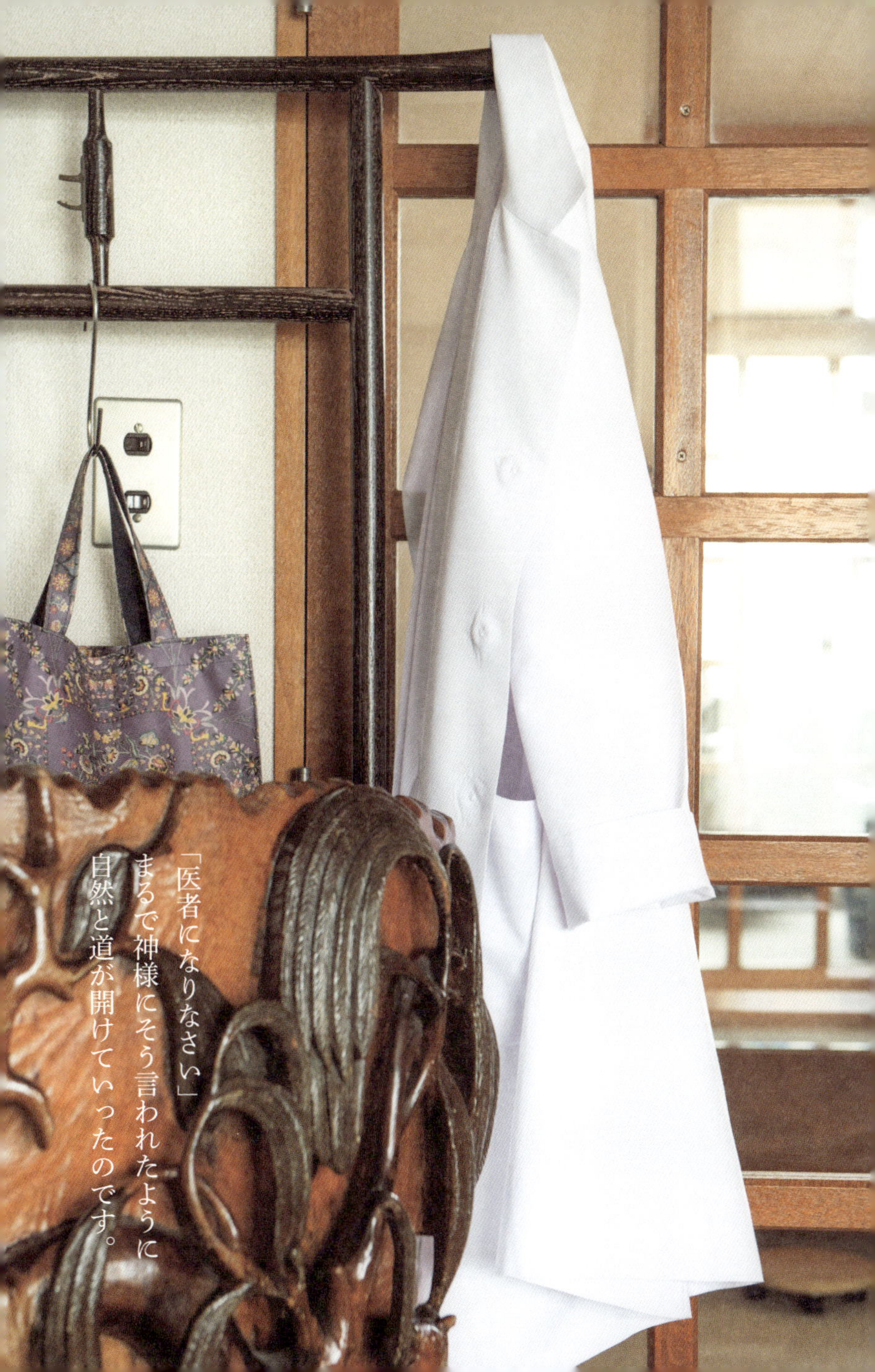

「医者になりなさい」
まるで神様にそう言われたように
自然と道が開けていったのです。

もくじ

第2章

毎日の階段の上り下り、食事はいつも腹八分目、からだの元気をつくる生活法。

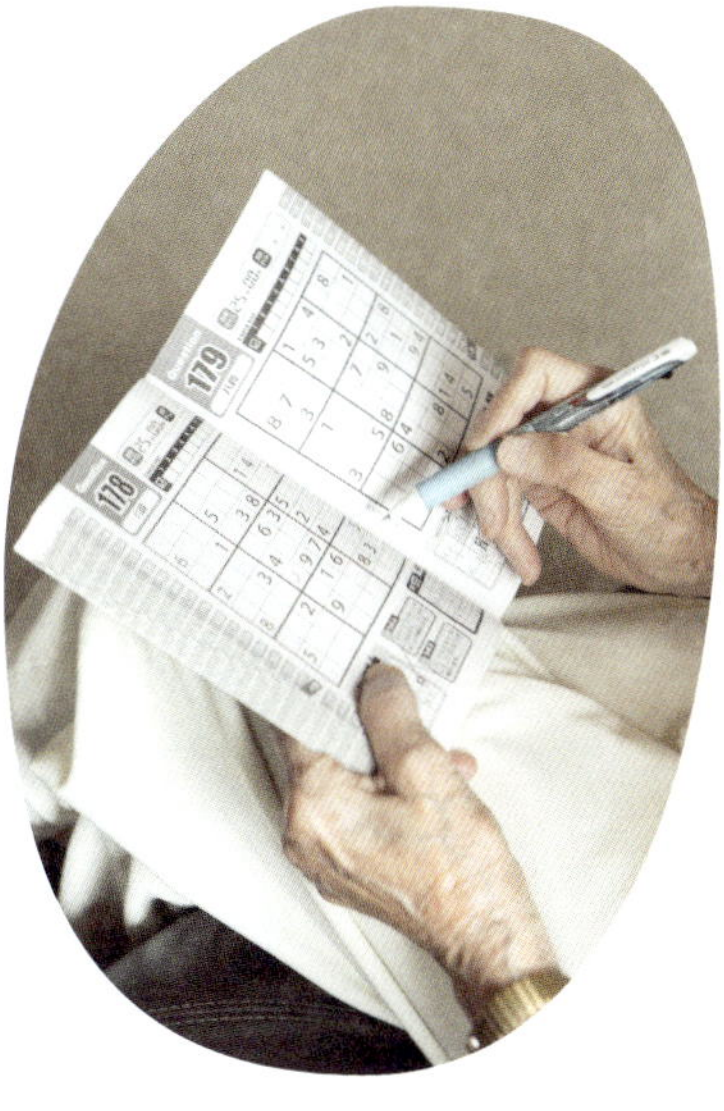

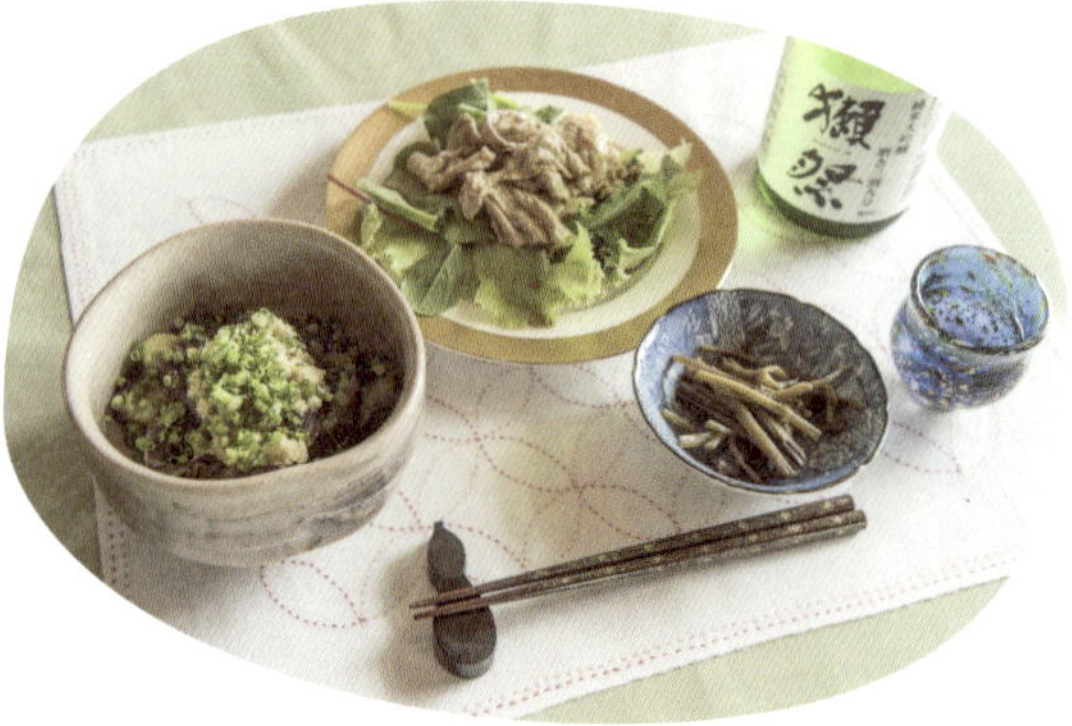
獺祭

お風呂のお湯の設定は43℃。
熱いお風呂に入るのが好きです。
部屋も「常夏の国」のよう。
電気をたくさん使って
申し訳ないのですが、
寒いのがとても苦手なのです。

私は眠りの悩みがありませんが、
なかなか眠れないと
不安になりますよね。
そんなときは睡眠薬や導入剤の
力を借りてもいいでしょう。

思い出すだけでなく
実際に振り返ることも必要です。
たとえば眠る前のガスやエアコン。
ひとり暮らしだから自分の生活に
責任を持たなければなりません。

第3章

精神の健康を保っているのは、くじけない気持ち、何歳になっても挑戦し続ける心。

92歳で骨折してしまいました。
寝たきりにならなかったのは
どうしても家に帰りたいという執念。
だから手術のあと必死に
リハビリを続けたのです。

「骨は年相応ですが、
筋肉は92歳のものではない」
医師の言葉は
階段の上り下りのおかげ。
3階に住んでいて
よかったと思いました。

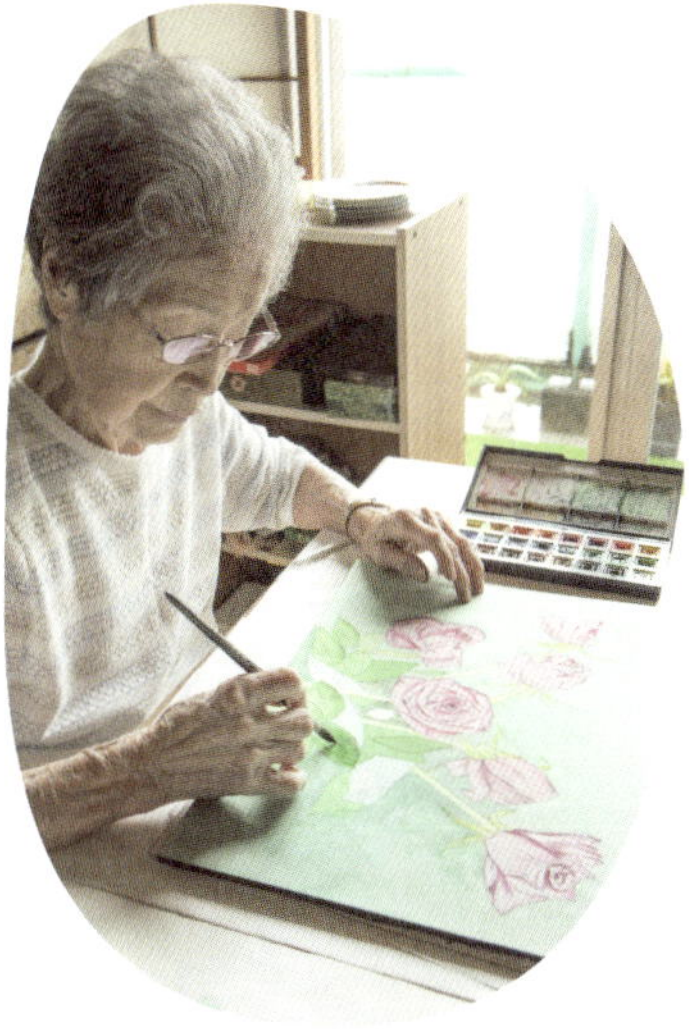

第4章

私を医師にした青島《チンタオ》での出会い、神様に導かれるようにして開けていった思いもかけない人生。

小さなことの積み重ね

まえがき

私は今年の11月で99歳になります。

50歳のときに神奈川県秦野市に開いた「秦野病院」で、今も週に1回、精神科の診療をしています。

たまたま丈夫で長生きをしているだけで、特別に偉いことをしているわけではありません。ごく平凡な生活を送っているのですが、以前から周囲の人に「どうしてそんなに元気なのですか」「長生きの秘訣はなんなのですか」と聞かれていました。

そして私の生活がテレビ番組に取り上げられたのをきっかけに、さらに多くの人から「からだにいいものを食べているのですか」「ボケないために何をしているのですか」とたくさんの質問を受けるようになりました。

残念ながら、長生きの秘密もボケない秘訣も何もないのです。むしろ何もないのが秘訣と言ってもいいくらい。

それでも思い返してみれば、日々3階まで階段を上り下りしていることや、92歳で大腿骨を骨折してもリハビリで以前のように歩けるようになったこと、いろいろなことを思い出すという行為が認知症の予防になると勝手に思っていることなど、もしかしたらどなたかの役に立つことがあるかもしれない。

この本を出版しようと思ったのは、そんな気持ちの変化からです。この食べものがいい、この運動がいい、この本を読むといい、というような〝特効薬〟を期待されている方はがっかりするかもしれません。私の日常生活のちょっとした思いつきや工夫、心の持ち方を記しているからです。

そんな小さなことが、どなたかの幸せや喜びに少しでも関われたらうれしく思います。

[redacted]
[redacted]
[redacted]

第1章

98歳で現役の医師、衰え知らずの頭脳と記憶力、頭の中を明晰に保つ方法。

前の日に食べたものを思い出したり、数字のパズルでリラックスしたり。髙橋幸枝さんの方法はとても簡単。誰でもすぐにできるものばかりです。

昨日食べたものや
会った人、出来事を思い出す。
そうすることで浅い記憶を
より深く脳に刻めます。
それがもの忘れ防止に
役立つと信じています。

「元気の秘訣はなんですか」

「ボケないようにするにはどうしたらいいですか」

そんなことをよく聞かれます。昔に比べたらずいぶんもの忘れをするようになりましたが、忘れないように努力はしています。「ああ、忘れちゃった」と放っておくのはよくないと思うからです。神経細胞は使えば新しくできますが、使わなかったらそのまま死んでしまいます。努力することで、もの忘れはある程度防げるのではないかと考えているのです。

だから1年ぐらい前から、ごく身近なことを振り返るようにしています。たとえば昨日やったことや食べたものを思い出す。あるいは言葉や出来事を忘れてしまったら、辞書や本や新聞やいろいろなものを見て調べます。

とくに食べたものは忘れていることが多いでしょう。「お昼はベーコンを炒めたんだっけ、野菜も一緒に食べたわね」と、そんなふうに思い出すのです。昨日のことは記憶の浅いところにあって、それをもう一度思い出すことで深いものになっていきます。言ってみれば、思い出すことで脳の中にある記憶の袋のなかにしっかりと入れるのです。

とても簡単なことだけど、認知症予防に役に立つと思っています。認知症予防のためにからだを動かそう、この食べ物がいい、生活習慣を見直そうと、テレビ番組などでやっていますが、科学的な方法ではないとはいえ、私は自分で考えた方法が役立つのではないかと思っているのです。よく噛むと運動神経を刺激すると言いますが、思い出したり振り返ることは記憶を強固なものにしていくのではないかと勝手に考えています。

そしてそんな方法を自分で考え出すことも重要です。誰かに教えられてやるのではなく、自分自身で発想すること。

病気もそうです。心の病気を抱えた人に「元気出しなさい」と言ったところでよくなるわけではありません。患者さんも頑張っているのですから、あとは自分自身で問題に気づいていけばよくなるのです。医者はその手助けをするだけです。

思い出すことは大切ですが、ずっと覚えておく必要はありません。書き留めてもいいですが、必ずしなくてもかまいません。「思い出す」ということが大事だと思うからです。

午後に数字パズルをします。
脳にいいかどうかは不明ですが
少なくともリラックス効果は抜群、
完成すると達成感もあります。

午後はのんびり、私のお楽しみの時間です。なかでも、もっとも楽しみにしているのは、今は数字パズル。クロスワードパズルの数字版のようなものです。始めてから何年になるかしら、初級は終わってちょっと難しいレベルをやっています。意外に難しいんですよ。二手、三手先まで読まないと正解がわからないの。そこが面白いところ。完成すると達成感があります。「やったー!」ってひとりで喜んだりして。傍から見たらヘンですが……。

数字パズルは頭を使うから、もしかしたら脳のトレーニングになっているのかもしれないけれど、私は脳を鍛える目的でやっているわけではありません。単純に楽しくて、時間を忘れさせてくれるから。もしあるとしたら、脳のトレーニングではなくて、リラックス効果だと思います。

小説を読むのも好きです。今は池井戸潤さんの本に夢中になっています。面白くて時間を忘れ、夜になるまで読んじゃった、ということもありました。あまりに面白かったからバスに乗って、駅前の本屋さんに出かけて彼の本を何冊か買ってきたんです。

私はぼーっと過ごすということも少ないし、昼寝をする習慣もなく、退屈で困るということもありません。いつも何かやりたいことがあるのです。

この年になってあまり出歩かなくなりましたが、それでもたまにはお祭りを見に行ったりします。病院のパン屋さんがお祭りに出店していたから、行ってみたんです。15分ぐらい歩いたでしょうか。とにかく転ばないようにゆっくり気をつけて。「どう、売れている?」と声をかけたら、とても喜んでくれて。帰りは一人じゃ帰せない、と送ってくださいました。

昔は海外旅行にも行きました。80歳の半ばぐらいでしょうか、友人がいるニューヨークに一人で遊びに行きました。不安なんて何もありませんでした。90歳を過ぎてから姪と妹夫婦の4人で西安に、兵馬俑が見たくて行きました。あれが最後の海外旅行。

あとは金沢や京都といった国内旅行を楽しみました。海外もいいけれど、日本にも素敵なところがたくさんありますものね。

疲れを感じたとき
横になって休むのもいいけれど、
私は腰かけて何かに集中し
疲れを忘れるようにしています。
それで元気が取り戻せます。

疲れたなと思うと、普通は横になったり眠ったり、からだも頭も休めますね。私は違うんです。恥ずかしいけれど、疲れたら腰かけて数字パズルをやるの。だからいくつかの部屋に置いてあります。

数字パズルは集中して考えるから、時間を忘れて夢中でやってしまいます。あれ、もうこんな時間だわ、となることもしょっちゅうです。集中することで疲れを忘れてしまうのじゃないかしら。数字に興味があるなら、やってみると面白いです。初めてならとても簡単なレベルのものもあります。

疲れたときに甘いものを食べる、という方もいらっしゃいます。私も甘いものは大好きですが、おやつを食べてしまうと食事がおいしくいただけないので、今は間食をしないようにしています。

80歳で覚えた絵の楽しみ。
きちんと見ることの大切さや
何かを際立たせるには
その周囲を工夫すべきなど
たくさんのことを教えられました。

もともと、絵を見るのは好きでした。展覧会や美術館によく行って美しい絵に感激してきます。絵を描ける人への憧れもありました。でも、まさか自分の手で描くことになるとは思ってもみませんでした。

きっかけは絵画の通信講座の広告。「へぇ、こんなのがあるんだ、これならできるかもしれない」とちょっと心が動いたんです。自分のペースで学ぶことができるし、なにより、人に知られずこっそり習えるでしょう。80歳の手習いは恥ずかしいですから。

世の中、便利にできていて、申し込みをすると至れり尽くせりなの。どうやって学ぶかの丁寧な説明書が来て、絵の具などの道具もすぐに注文できるようになっていました。そして実際に描いてみると、「なんだ、私だってちょっとはできるじゃない」と思い始め、今も続いています。

絵を始めてから気づいたことがあるんです。描こうと思ったら、よく見なくてはいけないということ。当たり前かもしれませんが、今までいかにぼんやりと物事を眺めていたか、思い知りました。

たとえばここにお茶を飲むお茶碗があるでしょう。お茶を飲むときは、見ているようで見ていないのです。どんな形だったか、色だったか、模様はどうか、あとで思い出すことができません。

デッサンをするときは大きさやバランス、色をよく観察しないと描けません。いつもはぼんやり見ているものをしっかり見るわけです。私はよく花を描きますが、花も同じ。葉とのバランスや色の濃淡、ただ「ああ、きれいな花だわ」と思っていたときとはまるで見方が違います。

今まで見えていると思っていたものが、実は見えていなかった。きちんとじっくり見ることの大切さを教えられました。それは自分の生活の中でも、診療をするうえでも役に立っていると思います。

もうひとつ、気づいたことがあります。絵を始めた頃、白い花を描きたくて、一生懸命、白、白、白と思っていたんです。でも白い花を描くには周囲に色をつけていかなければだめ。「そういう表現の方法があるのか。そのものをただ見るだけじゃなく、周りをよく見ないと中心にある花の美しさが見えないんだ」と知りました。

80歳を過ぎて始めたことで、こんなに勉強になるんです。98歳になった今も学ぶべきことは多いのです。

本当にできるのだろうか。
半信半疑だったことも
思い切って挑戦してみると、
人生の視野を広げ
想像すらしなかった喜びを
与えてくれることもあるのです。

私は80歳で絵画に出合って大きな喜びを得ました。仕事を辞めてこれから何をしようかな、という世代にも、趣味を持つことの楽しさを知ってほしいなと思います。知り合いのなかに習字を始めた、フラダンスを習い始めたと張り切っている人たちが何人もいます。

私の患者さんに80代の婦人がいます。2年ほど前にご主人を亡くされ、生きる意欲がわかないとおっしゃるのです。その方は以前、絵も書もされていたのを知っていましたので、もう一度始めてはどうかと勧めてみたのです。でも「到底できない」と。寂しい気持ちが無気力にさせていたのですね。あるとき、たまたまお料理の話をしたら、そのときは少し興味を持たれたようで、「家に帰ったらやってみようかしら」とおっしゃるのです。どんな料理かというと、笑っちゃうぐらい簡単なものなの。新玉ねぎの季節だったので、それを丸のまま8つぐらい切り込みを入れ、耐熱の器に入れてお味噌をのせてラップをし、電子レンジに5〜6分かけるだけ。料理ともいえないようなものですね。

そんな小さなことでも、慰めになるのです。ダンスでも将棋でも、絵でも俳句でも、たとえ何歳であっても、新しいことに挑戦してみてほしいのです。本当にできるのかな、楽しくなるかな、と私も絵を習い始める前は半信半疑でした。でも、これもひとつの挑戦だと思ってやってみたら本当に面白かった。いかに自分が限られた世界に生きていたのか、そしてこんな楽しい世界があったのか、と目の覚める思いでした。

私が挑戦好きなのは、母の気性を受け継いでいるからかもしれません。母は

96歳まで生きたのですが、料理が好きで、80歳を過ぎてからテレビの料理番組のテキストを見て、新しい献立を試していました。それは亡くなるまで続けていました。

考えてみれば、母だけではないですね。一緒に病院で働いてきた妹は忙しいなか社交ダンスを習いに行って楽しんでいました。弟は定年退職したあとブラブラせずに駅前の駐輪場で働いたりしていました。

うちの家系はのんびりするのが苦手のようです。生きがいや張り合いをもって生きることが、心もからだも元気にしていたのかもしれません。

[redacted]

第2章

毎日の階段の上り下り、食事はいつも腹八分目、からだの元気をつくる生活法。

毎日の食事のこと、からだを動かすこと、眠ること、入浴すること、健康について考えたこと。私たちのからだを元気にするヒントがそんな日常に隠されていました。

朝ごはんはパンでも果物でも
何でもかまわないのです。
健康や長寿のために
必ず食べるものはありません。
唯一決めているのは
食べ過ぎないことです。

冬の寒い時期はべつとして、朝は6時半ごろに起き出します。まずは朝食ですが、食べるものはとくに決めていません。何がからだにいいとか、健康でいるためにはこれを食べなきゃいけない、というようなこだわりはまるでないんです。

朝はパンのときもあればごはんのときもあるし、いただいたお菓子があればそれを食べることもあります。

果物もよく頂戴するので、朝に食べることが多いでしょうか。旬の果物はおいしいし、季節が感じられて楽しくなります。

みかんやオレンジ系のものは搾ってジュースにして飲むこともあります。むいて食べるより搾ったほうがラクだから。

市販のジュースを買ったほうがもっとラクなのに、と思われるかもしれませんね。市販のものは甘みを加えているものがあったりしますが、自分で搾れば果物そのものでしょう。おいしいの。ジュースから栄養やカロリーを取ろうとは考えたこともないですね。みんながからだにいいと言って飲んでいる青汁も飲んだことがないくらい。

もし、健康の秘訣があるとしたら、たくさん食べないことかもしれません。おなかいっぱい食べてはだめ。腹八分目ぐらいがちょうどいいですね。昔のようにもうたくさん食べられない、ということもありますが。

どれくらいかというと、パンだったら6枚切り1枚を半分、大きな菓子パンなら1回に半分。年をとってからは、本当に少食になりました。

きょうの朝はバナナ2本と日本茶、それにチョコレートひとかけら。あまりにいい加減な食事でびっくりでしょう?

食事をすませ、新聞を取りに階段をトコトコ下りていきます。私の住居は3階なので、1階まで取りに行かなければなりません。

新聞は神奈川新聞と産経新聞の2紙を取っています。興味があってじっくり読むのは経済欄。いろいろな動きがあって面白いから。ああ、世の中は今こんなことが進行しているんだ、と教えられることが多いです。今はやっていませんが、昔、株をやっていたことがあって、経済欄をチェックするのが習慣になっているのかもしれません。

新聞を読むのは朝のいちばんの楽しみ。1時間ぐらいかけてゆっくり丁寧に読んでいます。

今も週に1回は
外来を受け持っています。
毎日の階段の上り下りも含め
昔とあまり変わらない
生活をするのがいいようです。

運動というような運動は何もしていません。

ほんの一時期、ゴルフの練習をしたぐらいで、若い頃も運動らしい運動はしていません。仕事が忙しかったので、病院の中を駆けずりまわるのが運動の代わりでした。今はせいぜい歩くぐらいで、それでも転ぶのが怖いからゆっくり、十分に気を付けながら足元を見て歩いています。

ただ、ひとつだけずっと続けていることがあります。というより、続けざるを得ないと言ったほうがいいでしょうか。

私の住居は病院に隣接した建物の3階にあって、この階段の上り下りをしないとどこにも行けません。

新聞の朝刊を取りにいって3階まで上る。これでまず一往復。そのあと、8時30分には病院の朝礼に顔を出すために、また1階まで下ります。手すりにつかまりながらとにかくゆっくり、転ばないようにゆっくりと。そんな階段の往復を1日に平均3回、多いときは5回することもあります。

そして今も外来を週に1度だけ受け持っています。

新しい患者さんではなくて、昔からの方をお昼まで診ています。先生、先生と言ってお話をしてくださるので、こんな年になってもまだ少しはお役に立てているのかなと思います。

私が元気でいられるのは、毎日働いていた頃とあまり違わない生活を送っているからかもしれません。

昔と同じような時間に起き、病院の先生方やスタッフの人たちと同じ時間に病院に行き、朝礼に参加し、診察のない日はいろいろな雑用をして、みなさんが午前の仕事を終えるのに合わせて私も家に戻ります。また階段を3階まで上って自宅に帰ります。

そして午後は絵を描いたり数字パズルをやったり、自分の楽しみのために過ごし、夜、病院の人たちが仕事を終えて家に帰るころに、私も晩ごはんを作って食べています。


毎日規則正しく生活し、午前中の仕事と午後のお楽しみというメリハリがあり、運動のかわりに階段の上り下りをしている。

そんな毎日の生活が私の健康を支えているのかもしれません。

面倒に思うこともありますが、
料理は気分転換になると思って
楽しんでやるようにしています。
肉も魚も好き嫌いなく、
食べたいものを食べています。

朝はあるものを少し食べるだけですが、昼と夜は自分で作らなければなりません。面倒だなと思うこともときどきはありますが、だからといって食べないわけにはいかないでしょう。お料理をすることはいい気分転換にもなると考えて、楽しく作ろうと心がけています。

「毎日どんなものを食べているのですか?」とよく聞かれるので、この間ちょっと書き留めてみました。

ある日の昼ごはんは、お肉と玉ねぎの炒め物に浅漬け、佃煮、ごはん。たまに友だちと家でごはんを食べることがあるのですが、そのときは鶏のから揚げ、わさび昆布を酢で和えたもの、小松菜。揚げ物はしないから、から揚げは外で買ってきたものです。

そんなふうにお肉のかわりに魚を焼く日もあれば、前日の晩ごはんの残りを温めて食べることもあります。最近は「おひとりさま」向けの簡単なお料理の本も出ているでしょう？　あれ、いいわね。

本に出ているみたいにうまくは作れないけど、「これもいいな、あれも食べたいな」と見て楽しいですね。

お肉を食べるか、お魚にするかはみなさんと同じです、自然の要求。

お刺身の場合は、殺菌のつもりでちょっと炙って食べることもあります。フライパンを熱くして、表面だけサッと焼くの。これで安心だわ、と焼けばそれで気が済むんです。

買い物は姪と週に1度、一緒に行きます。そのときに買ってきたお肉などは1回分ずつ分けて冷凍します。

もともと、私が医者の仕事で忙しかったので、食べることは母、そしてそのあとは管理栄養士の資格を持っている姉がやってくれていました。いつもバランスよくおいしく作ってくれて、ありがたいことに私はただ食べるだけ、という生活が長かったのです。

病院に隣接した建物に住んでいるので、今もお願いをすれば、病院の管理栄養士さんに作ってもらうこともできるのです。今まであまり家事をやってこなかったから、お願いをすればいいのかもしれませんが、上手にできないけれど、それでも自分でやりたいのです。

自分で料理をすれば気に入ったようにできます。誰かのために何かをする必要もなく、とても自由。それが好きなのです。

90歳を過ぎてから
食べたくないときは無理をしません。
1日3食でなくてもいいのです。
1食抜けばそのぶん
次の食事はおいしく感じられるので。

食べたいものは肉でも魚でも、自然の要求と言いましたが、食べないことも自然に任せています。若いときは別として、90歳を過ぎてからは1日3食でなくてもかまわないと思うのです。

規則正しい生活を送ることは大事ですが、食事に関しては無理をせず、食べたくないときは食べないようにしています。

たとえばお昼ごはんが食べたくないなというとき、無理に食べなければ夕方にはおなかがすいてきます。そうしたら早めの夕食にすればいい。お昼を食べてないからおいしくいただけます。

そんなふうに決め事を多くせず、からだや気持ちに寄り添って食べることも必要かなと感じています。

食事で気をつけているのは
よく噛むことです。
消化をよくするのが目的ですが、
噛むことによって
脳の働きも刺激してくれます。

食べるときに気をつけているのは、よく噛むことです。

この年になると胃腸が弱くなっているので、野菜などはなるべく小さく切り、しかもよく噛むようにしています。体力がなくなってきているから、そんなことも大事なんですよ。必要に迫られてよく噛むようにしているのですが、噛めば脳にもいい刺激を与えます。

今年の春、妙高山の麓で採ってきたという、こごみをいただきました。こんなところで採ったんですよ、という写真まで添えられていて。うれしかった。さっそく軽く茹でて、マヨネーズにお醤油を少したらして食べました。それはそれはおいしかった。

からだにいいかどうかはわからないけれど、旬のものは食べるとうれしくなります。その喜びはからだにいいかもしれません。

これはからだにいいと思って
食べることはありません。
私が長生きなのはおいしいと
感じるものを食べているから。
それはからだが欲しているものなのです。

私は「からだにいいから」と思って食べることはほとんどありません。「これはからだにいい」ではなく、「これはおいしい」と思って食べるのです。というのも、これを食べたから長生きできる、というものがあるとは思えないのです。健康的な食事をするのがいい、ということはあるでしょうが、私のこれまでの食生活を振り返ってみても、これがよかった、というものは思い当たりません。

私が98歳まで長生きできているのは、おいしいと思うものを食べているからではないでしょうか。これが食べたいと思うときはからだや頭がそれを欲しているのです。からだや頭が欲しているものはおいしく感じます。

今が盛りの旬の魚や野菜、
勢いにあふれる
その生命力をいただくことで
私たちの命も強くなる。
そんな考え方もあります。

春先にこごみをいただいた話を書きましたが、その季節にいちばんおいしくなる旬のものは大好きです。

旬の魚や野菜、果物が長生きに役立っているとは言えないけれど、勢いのある旬の食べものの命をいただくことで長く生きられる、と考える人もいますね。栄養の問題ではなく、いまが盛りと生きているその生命力をいただくことのありがたさ、大切さを言っているのでしょう。

どうなのだろう、と私も考えます。そして「それは違いますよ」と言えるような根拠も見出せませんが、旬のものがおいしいというのだけは間違いないでしょう。

おいしいものを食べて長生きをしている私にはそれで十分な気がします。

80歳を過ぎて覚えた
もうひとつの楽しみが晩酌です。
「獺祭」や新潟の日本酒を
1日150ccほど。
好きなプロ野球中継を見ながら
ゆっくり飲んでいます。

絵を始めたのは80歳を過ぎてからですが、もうひとつ、80歳を過ぎてから始めた楽しみがあります。晩酌です。日本酒を1日150ccぐらい、冷たくして飲みます。最近は山口県の「獺祭《だっさい》」を楽しんでいます。私が生まれ育った新潟のお酒も好きで、「雪中梅」や「越の寒梅」も見かけると買ってしまいます。何がきっかけで飲むようになったのかは覚えていませんが、たぶん、ひとりの晩ごはんが寂しかったからじゃないかしら。ごはんだけだったら10分で終わってしまうでしょう。

でも、日本酒をちびちび飲みながらおつまみを食べて、好きなプロ野球でも見ていると1時間ぐらいは楽しめます。おつまみは何でもかまいません。好物は蟹で丹念に食べますが、どこかから取り寄せをするほどではありません。

みなさんが健康を気にして控える年齢から、私はお酒を飲み始めたことになります。まあ、それもいいかしら。私ひとりのとっておきの楽しみなのだから。

両親の出身地で食べていたのは
焼いたお餅に緑茶をかけた
お餅のお茶漬け風のもの。
私も年をとってから
不思議と好きになりました。

私が子どもの頃、母はよくちらし寿司を作ってくれました。新潟ですから、ご馳走といえばお米の料理です。

私の誕生日はおはぎです。今みたいにケーキじゃない。

お餅もよく食べました。お汁粉にしたり、砂糖醤油につけたりして。

両親の出身地、新潟県村上市あたりではお餅を焼いて緑茶をかけて食べていたようです。いろんな人に聞いても「そんな食べ方があるの?」と驚かれるのですが、父が食べていたような記憶があります。

私も年とってからはお茶をかけたお餅が好きになりました。さっぱりしておいしいのです。

平均年齢90歳の集い、
長い間、姉のような立場で
生きてきたからか、
98歳の私が面倒みなければと。
これ、おかしいですよね。

最近はあまり外に行くことがなくなりました。月に1回、妹夫婦と義妹の4人で集まるぐらいでしょうか。

妹夫婦は80代半ば、義妹も80代。98歳の私がいちばん年長で、平均年齢は90歳ぐらいになるのかしら。

私は外食でもいいと思うのですが、みんなうちでゆっくりするのがいいと言います。この間、朝食バイキング付きの温泉に行こうか、という話も持ち上がったのですが、私は反対しました。だって、みんなヨタヨタしているから、私が面倒を見なくちゃならないでしょう？

というのは冗談で、本当はまだまだみんな元気です。車の運転をしている人もいるくらい。昔から姉の立場で生きてきたから、「私がやらなきゃ」と習慣になっているのです。98歳なのにおかしいですね。

わが家で集まりがあるときは
お米ともち米を半々にした
変わりごはんを炊きます。
そんなものでもみんなで食べれば
立派なご馳走です。

なにしろこの年齢です、友人はだいぶ少なくなってしまいました。誰かと会うといっても、妹夫婦や義妹たちとの集まりぐらい。たいていは簡単なお料理を持ち寄って私の家で食べる、ということになります。「せめてごはんぐらいは炊くわね」と、私は変わりごはんを作ったりします。

といっても、たいしたことはありません、季節の野菜を入れた炊き込みごはん。私はお米ともち米を半々で炊いています。そうするとモチモチしておいしくなります。

そんなものでもみんなでおしゃべりをしながら楽しく食べれば、立派なご馳走になります。

歩くのが面倒になってきたら
貧乏ゆすりが役に立つ⁉
そんなテレビ番組の健康情報に
まさかと思ったり
なるほど一理あると思ったり。

この間、テレビを見ていたら面白いことを言っていましたよ。歩くのが面倒になったり歩けなくなったら、椅子に座って貧乏ゆすりをすればいい、と。

さすがに、えっと思いました。聞いたこともない話だからです。

その番組によると、フラフラしながら歩くと転んでケガをして余計に歩けなくなる、だから1日3分でも5分でもいいから足を揺らしておくといい、これはかなり年をとってもできる運動だ、と。一時的に歩けないならこれを続けて、やがて足に力が戻ってきたらまた歩けばいいらしいのです。

見終わったら、「なるほど、これは一理あるな」と思い始めました。貧乏ゆすりが脚力をつけるのに役立つとは驚きです。

こりをほぐす私の方法は
ちょっと変わっています。
椅子に座って両手
両足をぶらぶらさせるだけ。
これで肩こり、腰痛知らずです。

貧乏ゆすりで思い出しましたが、私は肩こりにも腰痛にも悩まされたことがないのです。緊張する場面がないから肩がこらないのかもしれませんが、よく椅子に座って両手をぶらぶらさせて力を抜いたり、足をぶらぶらさせてリラックスさせたりしています。

もしかしたら、これがこりをほぐすのに効いているのかもしれないですね。とても簡単なので、みなさんも試してみてください。

お風呂のお湯の設定は43℃。
熱いお風呂に入るのが好きです。
部屋も「常夏の国」のよう。
電気をたくさん使って
申し訳ないのですが、
寒いのがとても苦手なのです。

よくぬるいお風呂にゆっくり入ると疲れがとれる、ぬるめのお湯で半身浴をするといい、などと言われていますよね。

私は逆。43℃ぐらいの熱いお風呂に入るのが好きです。これぐらい熱くしておかないと、すぐに湯船のお湯が冷めてしまうから。

お部屋も同じです。「ここはまるで常夏の国のようだわ」と言われるくらい1年中暖かくしています。遊びに来た人が「どうしてこんなに暑いの?」と不思議がることもあります。

冬は暖房を入れて暖めるのはもちろん、夏もクーラーであまり冷やしません。冬はたくさん電気を使って申し訳ないけど、寒いのが苦手なのです。

私は眠りの悩みがありませんが、
なかなか眠れないと
不安になりますよね。
そんなときは睡眠薬や導入剤の
力を借りてもいいでしょう。

夜はなかなか眠くならないので11時か12時頃までは起きています。睡眠導入剤を飲むこともありますが、年をとると睡眠時間が少なくても問題はありません。若い頃と違ってエネルギーを使わないから、そんなにたくさん寝なくてもいいのだと思っています。

平均睡眠時間は5時間ぐらいでしょうか。5時間なら十分だと感じています。そのかわり、時間は短いけれどぐっすり寝ます。熟睡するとやはりからだはラクですね。

私自身、眠りの悩みはありませんが、実際はなかなか眠れないという方も多く、眠れないことで不安感を抱く人もたくさんいます。

でも、そんな方はちょっと考えてみてください。

午後3時頃から眠くて横になったりしていませんか？

お昼ごはんのあとにちょっとウトウトするぐらいならいいのですが、夕方になって眠ると夜は眠れなくなってしまいます。

昼間は眠くても我慢して、夜は早く休むようにする。そのサイクルを保つようにできるといいですね。

それでもどうしても眠れなくてツライという人は、睡眠導入剤や睡眠薬を飲んでもかまわないでしょう。

薬を飲むのは依存し続けることになるようで、また別の意味で不安かもしれませんが、眠れずに苦しむよりはまだいいと思います。医師にちゃんと相談をして、決められた量を飲むことです。

何時間寝ないといけない、ということはもとより、私の日常生活にはほとんどルールというものがありません。

前にも言いましたが、あれをしなくては、これを食べなければ、というものもなく、ただおいしいと思えるものを食べ、おいしいと思えるお酒を楽しむだけです。たとえどんなものでも、そうやっておいしいと感じられれば満足感も得られます。

自分の思いに忠実に、自然のままに暮らす。

それが私の長生きの秘密といえなくもありません。

思い出すだけでなく
実際に振り返ることも必要です。
たとえば眠る前のガスやエアコン。
ひとり暮らしだから自分の生活に
責任を持たなければなりません。

もの忘れ防止のために食べたものを思い出す、という話をしましたが、頭の中だけでなく、実際に振り返って見ることも大切だと思っています。

いつ振り返るか、というと眠る前です。

ひとり暮らしだから自分の生活は自分で責任を持たなければなりません。台所を振り返り、ガスも水道も大丈夫だろうか、暖房は消えているか、とひとつひとつ確認してから電気を消して寝室に行きます。

毎日そんなふうにしていますが、だからと言って、あまりガチガチに、強迫的になるのはいけません。

気軽に、ちょっと振り返って見る、という気持ちでいるといいと思うのです。

[redacted]

第3章

精神の健康を保っているのは、くじけない気持ち、何歳になっても挑戦し続ける心。

もう年だから、このごろ億劫になって……。そんな言い訳は一切せず、何歳になっても挑戦し続ける。ぜひとも見習いたい強い心はどこから生まれてくるのでしょうか。

92歳で骨折してしまいました。
寝たきりにならなかったのは
どうしても家に帰りたいという執念。
だから手術のあと必死に
リハビリを続けたのです。

大病をすることもなく90歳を超えた私ですが、さすがに困ったな、ということがありました。92歳のときに大腿骨を骨折したのです。

ベランダから部屋に入ろうとしたときに、何気なく半分ほど開いていたガラス戸につかまったのです。私が力をかけたせいか、そのガラス戸が動いてズルズルと引きずられるような形で転んでしまいました。でもそのときは骨折したなんて思いもしませんでした。痛みはあるものの、脚を動かすことができたからです。

ところが翌日になって、突然、動くことができないような痛みが襲ってきました。自分でも本当に驚きました。まさか前日に転んだことが翌日、こんな痛みになって表れるなんて思いもしなかったからです。

外出先だったので近くにいた人が救急車を呼んでくださって、病院に行くと

「骨折していますよ」と。

手術をしなければならないのですが、なにしろ年が年でしょう。何かあったら困ると、なかなか決断してくれないのです。あら、困ったわ、このままだと寝たきりになっちゃう……と不安でした。


入院から3日後、ようやく大腿部を金属で固定する手術をすることになってほっとしたものの、そのまま寝ていては以前のように歩けません。私は寝たきりになるわけにはいかない、なんとしても歩いて家に帰らなきゃ。それは今思い出しても、かなり強い決意でした。

手術の翌日からベッドの上でのリハビリが始まりましたが、思いとは裏腹に痛いしツラかったです。

10日後ぐらいだったでしょうか、今度は立ち上がって歩く練習です。歩かなければという気持ちはあるのに、１歩が踏み出せないのです。怖くて足がすくみました。でも、ここで歩けなければ帰れない。二度と歩けるようにはならない。そう思うと小さな１歩をなんとか前に出すことができたのです。

その次は階段です。私の家は３階にあって、階段を上らなければ帰り着くことができません。それはそれは、本当に勇気がいりました。

歩く練習を始めた平らなところよりも、さらに階段は怖いのです。階段に片足を置き、「うーん」と声を出して力を入れてみました。そうしたら、ふっと上がることができたんです。やってみたら思ったよりも簡単でした。これで歩くことも、階段を上ることもできるようになり、以前の生活ができる。このときの喜びや達成感はとても大きかったです。

「骨は年相応ですが、
筋肉は92歳のものではない」
医師の言葉は
階段の上り下りのおかげ。
3階に住んでいて
よかったと思いました。

階段がある家に住んでいたのがありがたいようにも思えました。やらざるを得ない機会を与えてくれたのですから。

手術をしてくださった先生は「骨は年相応、それを支えている筋肉は92歳のものではありませんね」とおっしゃっていました。

何十年もの間、毎日毎日、上ったり下りたりしていたのが幸いにも役に立ったのですね。知らずしらずのうちに、筋トレをやっていたなんて、本当に意外でした。

人生も同じではないかしら。挑戦すること、不安だけどやってみよう、と思うこと。そして勇気を持って1歩踏み出すことが大事なのです。その後に待っているのは大きな喜びなのですから。

ほかに方法がなければ
できることを一生懸命にやる。
骨折をしたあとでも
家をバリアフリーにしないのは
それが理由です。

骨折はこれまで3回、経験しています。

最初は腕、2回目は鎖骨、そして最後は大腿骨。よく考えてみると、どれも自分の不注意が原因です。ふっと気を抜いたとき、気がまわらないときに起きているんです。発想を逆にすれば、自分が十分に注意していれば骨折は予防できるはずだと思います。

92歳で骨折をしたときは、なんとか治してもとの生活に戻ることができました。でも、あれから6年、1年ずつからだは違ってくるので、今、再び骨折をしたら本当にダメになってしまうでしょう。だから注意しても注意し過ぎるということはないと思っています。

階段の上り下りも必ず手すりにつかまり、時間はあり余るほどあるのですからゆっくりとやればいい。

歩くときだって今はゆっくりです。立ち止まっては歩き、歩いては立ち止まっています。

年寄りが骨折をするのは家の外ではなく家の中が多いのです。私の大腿骨骨折もそう。ベランダから部屋に入るときのことでした。

バリアフリーの家はいいと思います。家に入るまで階段がないことはもちろん、家の中も段差がなく、手すりがついていればなおいいでしょう。

でも私の場合、今から改装して段差や階段をなくすのは無理だと考えています。もうそれほど生きている時間がないと思うからです。

もちろん、あれば駅やデパートならエスカレーターやエレベーターを使います。からだを鍛えようと思って、階段の上り下りを毎日しているわけではありません。

目の前のことに対して、できる範囲のことをしようと思っています。ほかに方法がなければ仕方がありません、文句は言わず、目の前にある階段をぼちぼちと上るだけです。

仕事でもそうでした。何もかも順調だったわけではありません。いろんな問題や悩み、困りごとがありましたが、そのたびに「いま、できることはなんだろう」と考え、できそうだと思えることを時をおかずにやってきました。

それが最終的な解決になるかどうかはわかりませんが、まずは一歩踏み出すことを優先して生きてきたと思っています。

気を遣われるのは
とてもありがたいけれど、
遣われ過ぎはちょっと迷惑。
必要に迫られれば
98歳だってできるのです。

骨折をして以降、周りの人たちが「階段の上り下りは大変だからエレベーターを付けましょう」と言ってくれました。あれば便利には違いないから、退院した当時はちょっと考えてみようと思いました。

でも、お値段を聞いてびっくりです。1000万円はかかると言うのです。そんな大金、病院のために使うのならいいけれど、私のためだけのエレベーターに使うなんて無駄遣いです。せっかくのご厚意はありがたいのですが、お断りしました。

お医者さんからは退院するにあたって「これからは杖をついてください」と言われました。それは私の歩行のためというより、杖を見て周囲の人が気を遣ってくれるからと。

そんなものかしらと最初は使ってみたのですが、慣れないからひょっと気づくと杖を脇に抱えていたりするんです。そんな使い方ではよけいに危ない、と言われて杖もすぐにやめてしまいました。

気を遣っていただくのはありがたいけれど、遣われ過ぎるとそれもまたありがた迷惑になることがあります。

できないからと悲鳴を上げたのならまだしも、そうでないなら本人ができることをすればいいのではないかと思います。

周りの人の勧めで台所のガスレンジを電気のレンジに替えた、という人がいて、替えたとたんに勝手がわからなくなってめっきり料理をしなくなったという話を聞きました。その気持ち、よくわかります。

ただ、私の場合はひとり暮らしなので、何かが壊れて新しいものを使うことになっても、できません、とほったらかしにするわけにはいきません。だからまずは取り扱い説明書をじっくり読みます。

若い頃から細かい説明書を読むのは苦になりません。それに今の説明書はとても丁寧に、わかりやすく書いてあります。

テレビ番組の録画をするビデオの操作も、説明書を読みながらひとりでやってしまいました。

必要に迫られれば、98歳になってもやらなきゃならないし、やろうと思えばなんとかできるのです。

80代でやった歯のインプラントで
よく噛み、よく食べられます。
それが脳の働きを助け
からだの健康を保つのに
よかったのかもしれません。

考えてみると、私はいろいろな挑戦をして生きてきたようです。歯のインプラントもそのひとつ。

入れ歯がうまく合わなかったという事情もありますが、まだまだインプラントがめずらしいとき、「やってみますか」と聞かれ、思い切ってやってみることにしたのです。

年でいうと、80代になった頃でしょうか。

よく噛むことは脳の働きをよくするという利点もあり、結果はやってよかったと思います。固いものでも何でも、たくわんだってなんだって、食べたいものが食べられます。

つまりインプラントのおかげで脳の働きもよくなり、何でもおいしく食べてからだの健康も得られていると言えなくもありませんね。

年だからやめておこう。
私はそんなふうに考えません。
だからほんの少しとはいえ
診療にどうしても必要な
パソコン操作もできます。

もう年だからやめておく、年だからそんなことはしない、というようには考えません。

年は関係ない、と自分ひとりで思っているのです。

私はほんの少しですがコンピュータが使えます。病院では薬の処方をコンピュータで管理をしているので、どうしてもやらなくてはいけないのです。必要に迫られてのことで、できるといっても最小限のことだけです。

それでも「98歳でコンピュータを使えるのですか?」とよく驚かれます。私は昔、タイピストをしていたことがあり、英文タイプもやっていたので文字を打つのにそれほど苦痛は感じません。

やると決めたら即実行。

やってみたら意外に何でもないことも多いですから。

ぼんやりするのは苦手です。
骨折で入院していたときも
病院の職員の方を観察したり
車いすでバックしたりして
楽しく遊んでいました。

お年寄りが骨折で入院すると、元に戻ることができない場合がたくさんあります。からだだけでなく、頭がはっきりしなくなることも多いでしょう。

私はもともとぼんやり過ごすことがないせいか、骨折で入院しているときも、いつものようにじっとしていませんでした。

ベッドの上にいるときは退院までのことを考えて頭を使ったり、失礼ながら病院の職員の方を観察してみたり、車いすに乗れるようになると仕組みをいろいろ試したり。車いすを前進させるだけでなく、ときにはバックさせて、どうなるか研究していたんです。

ベッドに寝ながらぼんやりしているのは苦手、というより私にとってはむしろ苦痛だったのです。

とにかくやってみよう！
ゴルフ道具は揃えたものの
コースに出たのは数回のみ。
前のめりに生きる
私の失敗のひとつです。

神奈川県の中央林間に医院を開いていた30代の終わりごろ、ゴルフ場の嘱託医をしていたことがあります。まだ女性ゴルファーは少ない時代でしたが、なんだかとても面白そう、と思いました。

病院を手伝ってくれていた妹とさっそくクラブを揃え、必要だと言われた手袋を買いにデパートに行きました。ところが、どれだけ探しても片手しか売っていないのです。女性の店員さんも一緒に探してくれましたが見つかりません。「なぜ両手の手袋がないのかしら」とお店の人に聞くと、「さあ、どうしてでしょうね、不思議ですね」というような時代です。

勢い込んで道具は揃えたものの、実際にゴルフをするとなると半日は時間をとられてしまう。当時の私たちにはそんな余裕はなく、コースに出たのは数回だけ。立派なゴルフクラブも手袋も、練習場で見よう見まねでボールを打つのに使われました。何でも即決、前のめりに生きてしまう私の人生の失敗談です。

わき目もふらず、
過去を振り返ることもなく
いつも前のめりの姿勢のまま
先のことばかり考えて
生きてきました。

ゴルフの失敗談もそうですが、本当に私は前のめりになって、先のことばかり見て生きてきたんですね。

私自身のことは次の章でゆっくりお話ししますが、「職業婦人」になりたい一心で高校を卒業してタイピストになり、日本を飛び出して青島《チンタオ》に行き、そこで出会った清水安三先生（桜美林学園の創設者）のところで働きたくてタイピストを辞め、医者になる決心をします。

医者になっても地元の病院から東京の清水先生の元へ行き、創設されたばかりの桜美林学園に診療所をつくり、やがて個人医院、50歳を前に精神科の勉強をして秦野病院を開きました。

いま、そしてこれから先のことに一生懸命で、過去をゆっくり振り返ることはほとんどありませんでした。

前傾姿勢のまま、わき目もふらず突き進むように生きてきたのです。

本を出すことになって
ようやく過去の日々や自分を
振り返ることができました。
我ながらあまりに無頓着、
更年期障害を感じることもなく
いつの間にか通り過ぎていました。

これまでは過去を振り返る時間も、心の余裕もありませんでしたが、ここ数年、本を出すために過去のことを振り返る機会ができました。

つけていた日記を眺めたり、写真を整理したり、いつ何があったかを思い出したりしていると、よくもまあ、こんなに前ばかり見てきたものだと我ながらあきれる思いがします。

自分自身のことや自分の健康には無頓着で、更年期障害にも気づかず、ただただ忙しく働くばかりでした。

だからよかったのかもしれません。

夢中になっていて自分のことはどうでもよかったから、あれこれ考えず、健康でいられたのかもしれません。

頑張り過ぎる必要はないけれど
億劫だから誰かに頼もう、なんて
いったん依存してしまうと
キリがなくなって
自分が崩れていく気がするのです。

私は長い間、ひとり暮らしをしています。

すぐそばに誰かの手があるわけではないので、自分のできることは何でもやらざるを得ません。頑張り過ぎる必要はないけれど、できる範囲のことは自分でやったほうがいいと思います。誰かに頼むのは簡単ですが、いったんそうしてしまったら自分がガタガタと崩れてしまいそうで、今のところ、億劫でも頑張ってやろうという気持ちでいます。

たとえば古新聞をリサイクルに回すため1階まで下ろさなければいけないのですが、案外、溜まると新聞は重いのです。誰かに頼めばスッと運んでくれるでしょうが、時間をかけて引きずり降ろしています。

頂いた果物の箱なども玄関から先に運べないので、植木鉢がのっていたキャスター付きの板に紐をつけ、引きずって奥まで運んでいきます。やってみると案外楽しいのです。そしてそれ以上に、できたという喜びがあります。

適度な運動も大切ですが、
心の健康のためには
日々、誰かと話すことも必要です。
お年寄りのひとり暮らしなら
ヘルパーさんやデイサービスの人と
積極的に話してみてください。

健康のために適度な運動はしたほうがいいですよね、とよく聞かれます。もちろん、適度な運動をするのはいいことですが、運動だけでなく、心の健康のことも考えてみましょう。

そのために大事なのは話すことなのです。

年をとると誰かとコミュニケーションをとるのが面倒になり、自分のなかに閉じこもってしまうことがあります。

そうならないように、ひとり暮らしの方なら離れている家族や友人、ヘルパーさんやデイサービスの方でもいい、誰かとコミュニケーションをとるように心がけてください。

話すことで心のバランスが保たれるのです。

どうしても話すのが億劫なら
何かを書いてみる。
誰と会った、どんなことをした、
思ったことや考えたことを
日記につけてもいいでしょう。

もし誰かと話すのが面倒でひとりでいたいというなら、何かを書いてもいいでしょう。私はとても簡単ですが、日記をつけています。あれこれたくさん書かなくてもいいんです。食べたものでもいいし、誰と会った、誰が来た、どんなことを思った、こう考えた、というようなことをメモ書きでもいいので書いておくのです。頭と心の健康のために有効だと思います。

もし、食べたものが思い出せなければ、その前からの流れをたどっていけばいいのです。買い物に行ったっけ、スーパーで何を買ったかしら、帰って来てどんな野菜を刻んだか、と思い出していくうちに、食べたものが思い出せるはずです。流れで記憶を引っ張り出していくことが大事。それが認知症の予防に役立つのではないかと考えています。

認知症は記憶や判断力の
減少や衰えです。
ある程度努力すれば記憶は
海馬の中に留まるのではないか。
そんなふうに考えています。

80代の女性から「夫が昼間寝てばかりで、このままでは認知症になってしまう」という相談を受けました。ご主人はからだが大儀なのかもしれませんが、昼間からゴロゴロしていると夜眠れなくなり、昼夜逆転の生活になってしまいます。奥さんが心配されているように、認知症になりやすいともいえます。

老人がもっとも恐れているのは、骨折と認知症だと思います。これまで何度か書いてきたように、骨折は十分に注意をすれば予防することが可能です。

一方の認知症は、記憶力、判断力の減少や衰えです。記憶は側頭葉にある海馬が司っていると考えられています。

その海馬を袋のようなものだと考えてみてください。私たちは生まれてからずっとその袋の中に記憶を詰め込んできています。だんだんと袋が一杯になって、やがて中に入りにくくなり、覚えられない、物忘れをする、という現象が現れてきます。あるいは袋に入らず素通りしてしまいます。
だとすれば、できる限り素通りさせず、袋の中に押し込めればいい。私はある程度努力することで、袋の入り口に入るものもあると思っています。

さて、話を戻しましょう。寝てばかりいるご主人に動いてもらうために、うまく外に誘い出して一緒に歩いたり、スーパーに行ったりしてはどうでしょう。あるいは「悪いけれど、ちょっとあそこをお掃除してくれない？」とお願いしてみる。もちろん、やってもらったら「助かったわ、ありがとう」と感謝したりほめたりしてください。

誰かのために何かをする、というのは張り合いになります。ちょっとしたことでもいいのです。それでからだも心も健康でいられるのです。

同じように、子どもたちと一緒に暮らしているけれど、年々、うまくいかなくなって、それがストレスだ、という人もいらっしゃいました。

もしその方が患者さんだったら、私はじっくり話を聞くでしょう。誰かに話すことで幾分かストレスの発散になるし、同調してくれる人がいることで不満も軽くなっていきます。

その後は、どうしたらうまくいくのか、冷静になってご自分で考えてもらうようにサポートしていきます。なぜうまくいかないのか、何が原因なのか、考えるお手伝いはしますが、最終的にはその方が理解することが大事なのです。

その方が少し変われば、うまくいっていない相手の方も変わるでしょう。人間関係というのはそういうことだと思います。

健康長寿のために
50代からできることは、
お金を貯めることでしょう。
経済的なことを心配せず
生きがいを得て暮らせれば
それに越したことはありません。

50代の方から「健康な老後を送るためにはどんな準備をしたらいいですか」と質問されたことがあります。私の答えはこうです。

「やれることは何でもやったほうがいいわ。からだを動かすことも、お金もできたら貯めること。お金はいざというときに邪魔になりません。将来、経済的な心配をせず、生きがいを得て暮らせたらそれに越したことはありません」

私自身は、残念ながらそんなふうに自分の将来を計画的に進めることはできませんでした。とにかく病院をなんとかすること、患者さんに健康を取り戻してもらうことに奔走し、自分の健康どころではありませんでした。

そんな私たちの健康を考えてくれていたのは母だったかもしれません。忙しく働く娘たちの食事の世話を母が引き受けてくれていたから。自分勝手に考えると、それが母の生きがいになっていたかもしれません。

もっと大事にしてあげればよかったなぁ、と今さらながら思います。

嫌なことを忘れられるから
年をとるのは幸せ？
残念ながらそうは思いません。
何が幸せかは心の持ちよう。
その人の気持ちしだいなのです。

こんなふうに言う人がいます。

「年をとってもの忘れが多くなるけれど、同時に嫌な経験も忘れて幸せな気持ちになれる、だから年をとることは悪いことじゃない」

それは違います、とは言わないけれど、幸せかどうかは受け取り方によると私は思っています。

ときどき幸せについて考えます。

みなさんにとっては何が幸せなのかわかりませんが、たとえばおせんべいが3枚しかないと思うか、まだ3枚もあると思うか、それによって幸せの感じ方は違ってきます。

自分が不幸だと思えば不幸だし、幸せだと思えば幸せなのです。

この間、瀬戸内寂聴さんが新聞に書いていらしたけれど、瀬戸内さんは腰の圧迫骨折で入院され、その再検査のときに胆のうがんが見つかったというお話でした。「幸せなことにがんまで見つかって」と思われたそうです。

がんになってしまって不幸だと感じるか、がんが見つかるという幸運な副産物があったと感じるか、それは受け取り方によるのです。心の持ちようなのだと思わずにはいられません。

仮に年をとったからこそ感じられる幸せがあるとしたら、それは人の気持ちがある程度、わかるということではないでしょうか。

若いときに比べて、やらなければいけないことが少なくなりました。仕事ものんびりやらせてもらっているし、誰かのために何かをしなければいけない、というような責任もありません。申し訳ないくらいのんびり生きています。この気楽さが年をとってから見つけた幸せと言えるでしょう。

年をとればそれなりの生き方ができるようになります。たとえば今まで見えなかったものが見えてきたり、感じられなかったものが感じられる。今まで自分のことしか見えなかったのに、周りの人のことが見えてきたりします。人の気持ちを感じることができるようになります。

もちろん、みんながみんなというわけではありません。ほかの人に失礼なことをしても気づかない、という人だって少なくはないでしょう。

シワが増えたり、足腰が弱くなったとしても、他人を思いやれる心の美しさを手に入れる望みもあるのです。だからがっかりすることはありません。

衰えを感じることはあります。
それでもまだまだやれる、
まあ大丈夫だと自分に言い聞かせ
これからもずっと
挑戦を続けていきたいと思います。

昨日までできたことがきょうはうまくできない、最近とくに疲れやすくなってきている。そんなからだの衰えを感じることはよくあるでしょう。でも、「ああ、衰えた」ではなく、私は「まだまだやればできる」と思いたい。そう思うことで若返ることができると思うのです。

私も3階の家まで5回も階段を上り下りしたら、翌日に足が痛くなることがあります。慣れているので、1回ぐらいならスッスッと往復できるのですが、5回となるとまた別。

それでも、「まぁ大丈夫」と自分自身に言い聞かせます。そしてまた挑戦しようと思います。

もう何の欲もない、
死ぬのは怖くないと言いながら
血圧の薬は飲んでいます。
死から遠ざかりたいと思う
矛盾が私の中にあるのです。

私はこれからどうしたいという欲はひとつもありません。お金が欲しいわけでも、名誉が欲しいわけでも、長生きをしたいわけでもありません。

でも、死ぬのは怖くないと言いながら、血圧の薬を飲んだりしています。その意味では、死から遠ざかろうとしていることになりますね。

宗教を持っている人は、死をそれほど恐れないのでしょうか。仏様が待っていて極楽に連れて行くと慰めてくれたり、イエス様は天国であなたを守ってあげる、と言ってくれたりします。

その一方で、死んだら無になるという人もいて、「あら、極楽も天国もないのかしら」と思ったりもします。見てきた人がいないのだから、本当のことは誰にもわかりません。

だから、どう死に向き合ったらいいかなんて、答えはありません。98歳になってもわかりません。誰かに教えていただきたいくらいです。

迷惑をかけない最期を迎えるために
整理整頓を心がけています。
もう十分に生きました。
願わくはなるべく静かに
この世を去っていきたいです。

ものを捨てるというのは難しいことです。いらないと思いながらも、なんとなしに捨てられないものがあります。昔はおしゃれするのが好きだったから洋服も買いました。買い物は楽しいですから。

買うことに比べると捨てることは大変です。それでもとくに老年になってから整理整頓をするのは大事なことです。最後には人に迷惑をかけてしまうから。自分でできる片づけは今のうちからしておかないと、と思っています。週に1回でも2回でも、時間は30分でもいいでしょう。きょうはここ、と場所を決めて少しずつやるのもいいですね。嫌にならない程度にして、続けられればなおいい。

私はもともと持っているものが少ないこともあって、骨折で入院したときには「タンスの引き出しの何番目に何があるから」と人に伝えられるぐらいにはなっています。

母は96歳で亡くなりましたが、亡くなったあとにタンスを開けてみて驚きました。何もかもがきちんときれいに整理されていたからです。いつどうなってもいいようにしていたんですね。

料理好きでしたが、晩年、私たちが火の不始末を恐れてガスレンジでの調理をやめさせようとしたことがありました。母の好きなことを無闇に取り上げようとして、申し訳なかったなと思います。あれだけきちんとしていた母のことをよく理解していなかったわけですから。私も母を見習って身の回りの整理をしています。

去年の夏まではちょっと近くに出かけてスケッチをしたりしていましたが、どうでしょう、今年はもうできないかもしれませんね。去年と今年は同じじゃありません。やってできないことはないかもしれませんが、それより何より、私が倒れることで人さまにご迷惑をかけたくありません。だから決して無理はしないようにしています。自然体で生きると言ったらいいかしら。

体調が悪いときも無理はしないで家でぼんやり過ごしていますが、よほどのことじゃないと日中、横になることはありません。最後に寝込んだのは2年前、帯状疱疹で1か月ぐらいぶらぶらしていました。

もう十分に生きてきたし、私はもうほとんど終わっている人間。知らないうちに長生きしてしまったので、これから病気をしたとしても怖くありません。死と一緒に生きているようなものです。

願わくは、なるべく静かに、静かにこの世を去っていきたいと思っています。

[redacted]

第4章

私を医師にした青島《チンタオ》での出会い、神様に導かれるようにして開けていった思いもかけない人生。

前のめりになりながら挑戦を続ける心の強さは、海軍のタイピストから医師へとなった道筋に育てられたのかもしれません。神様が導いた意外に満ちた人生とは。

「あなたはこれをしなさい」
神様が与えてくれたのが
医者という仕事でした。
それは中国の北京でのこと、
私は27歳でした。

困ったとき、迷ったとき、「今できることは何だろう」と考えて生きてきました。でも、今できることを考えたときに、スッと答えが出るときがあります。「ああ、私はこれをすればいいんだ」と。別の角度から考えると、これは神様に「これをしなさい」と与えられているのではないだろうか。これまでの人生で、そう思うことが何度もありました。

そのひとつが、22歳のときに中国の青島に行ったことです。私は新潟県新潟市で、二男四女の三番目、次女として生まれました。

父は小学校の教師から校長になり、とても教育熱心でした。家には小学生用の本があったので、夢中になって読みました。とはいえ、いくら教育熱心でも私を含めて6人の子どもたちを全員、大学まで進学させるほどの余裕はありませんでした。

私は新潟県の高田市（いまの上越市）の高等女学校を卒業したあとは、東京に出て「職業婦人」になりたいと思っていました。当時、女の人が仕事を持つのはめずらしく、たいていはお茶やお花のお稽古に行くのが普通でした。私はそんなことは考えていなかった。たまたま叔父が海軍省にいたので東京に出て、タイプライターを習ってタイピストとして働かせてもらいました。

いま思い返すと、私は誰かに背中を押されたり、誰かの意見を聞いて何かをするのではなく、かならず自分からこうしよう、と決心して進んでいったのです。だからうまくいかなくても、結果が思うようでなくても、自分で決めたことなんだからいいんだと納得して生きてきました。

もちろん、こうしようと決心するまでにはたくさん考え、いいか悪いか判断します。そして決めたら即、行動に移します。

日本が占領していた中国の青島にある海軍省で働かないか、という話があったときもそうでした。知らない土地で働く不安と行ってみたい気持ちを比べたら、行ってみたいという気持ちが勝ったのでしょう。

挑戦の人生はすでに始まっていたのかもしれません。私が海を越えると間もなくすぐ下の妹も青島にやって来て、一緒にタイピストとして働きました。二人でいられたのも心強く、青島の生活を一緒に楽しみました。

住んでいた場所の近くにはキリスト教の教会があって、妹と友人と３人で通うようになりました。

そんなあるとき、北京から牧師の清水安三先生がいらっしゃってお話を聞く機会がありました。当時、清水先生は北京で貧しい子どもたちへの教育や慈善事業をしておられていて、私は先生のお話に感動し、すぐに自分もそこで働きたいと思いました。

前のめりの性格だから、なんとしても北京に行きたいと先生にお願いしました。「あなたみたいなお嬢さんが簡単にできる仕事ではありませんよ」と断られても、「ぜひお願いします」と一生懸命に頼み込んだのです。

先生も根負けして「そこまで言うならいらっしゃい」と言ってくださり、海軍省を辞めて北京へと向かいました。

念願かなって先生の秘書のような仕事をしていたのですが、突然、「髙橋さん、あなた医者になったらどうだろう」とおっしゃったのです。

時代が時代ですから、とても衛生的とは言えないところで、病気になったり、傷が化膿したりする子どもたちがたくさんいました。でも、そこで治療をしてくれるお医者さんがいなかったのです。

私が「なぜお医者さんが来てくれないのですか？」と聞くと、先生は「お金を十分に出せないからです」とおっしゃっていました。

今なら無謀だと思うでしょうが、そのときは自分が医者になればもっと多くの人のためになる、と思ったのです。しばらく考えたけれど、やってみようと決心しました。

東京から青島、そこで出会った清水先生のところに行き、思ってもみなかった医者という道が示される。「これをしなさい」と、まるで神様に導かれたかのようです。

それが27歳のときでした。東京に戻って何年かぶりに机に向かい、受験勉強を始めることになりました。

充実した病院の仕事を辞め
清水先生のもとで
手作りの診療所を開きました。
迷いに迷った末に歩き始めた
まったく新しい道でした。

帰国して丸々3か月の間、とにかく夢中で勉強をしました。苦手だった数学の勉強だけは帰国前から始めていて、やればやるほど面白いと思うようになっていました。

そういえば私は子どもの頃から負けん気が強かったらしいのです。自分ではそう思っていないのですが、母や周りの人はよくそう言っていました。試験の成績が1点でも下がると「これじゃだめだわ、もっとやらなきゃ」と、言っていたそうです。

誰かにがんばれといわるわけではなく、むしろ誰も私の成績なんて気にしないのに、自分自身でそう思ったのですね。勉強は嫌いじゃなかったし、私たち兄弟はみんな夜6時から9時までは勉強の時間と言われて勉強したものです。

そんな負けん気も味方してか、なんとか福島県立女子医専に合格することができ、在学中に終戦となり、目的の中国に戻ることもできず、戦後まもなく故郷に戻って新潟県立高田中央病院でインターンとして働き始めました。

そして国家試験に合格し、内科医として忙しく働き、充実した日々を送っていながらも、そもそものきっかけとなった清水先生とのことも頭から離れませんでした。

先生は日本に戻って、東京の町田市に学校を作るために奔走していらっしゃいました。私にも「こちらにぜひとも来るように」とたびたび言われ、働き始めた中央病院を辞めるのも申し訳なく、かといって大恩人の清水先生からのお話をお断りすることもできず、とても迷い、悩みました。

でも、ここでもまた神様が与えてくださった、という思いが自然と湧き出てきたのです。先生のところに行こう。そこからさらに道が開けているように感じ、ふっと決心ができたのです。

新潟から東京に移り、清水先生が作られた「桜美林学園」の校医になったのですが、学校自体も聞かなければ学校といえるような建物ではなく、診療をするような部屋もありません。校内を回って椅子と机とついたてを調達し、手作りで診療所を作りました。私はしばらくそこで寝泊まりし、やがて学校の近くの人たちも診療所にやって来るようになり、自転車を買い、坂道の多い町をらくに移動できるようにスクーターの免許を取ってスクーターに乗り、往診するようになりました。

これが私の最初の診療所です。新潟の病院にいたらおそらく経験することのなかったひとりでの診療でした。

臨床医として自立しなければ。
草ぼうぼうの土地に開業し
病気もケガも
なんでも診る医院として
知られるようになりました。

桜美林学園は順調に大きくなっていき、私の診療所には大勢の患者さんが来て大忙しでした。そんな生活にやりがいを感じていたあるとき、またしても悩みに悩む事態になりました。

清水先生が「桜美林にあなたが医学部を作りなさい」とおっしゃったのです。とんでもない、私にはそんな自信も力もありません。じっくりと考えた末、私は臨床医として自立する決心をしました。

桜美林学園の診療所を開いて2年ほど経ったころのことでした。

清水先生の許可をいただいて、自分の医院を持つための土地をぼちぼち探し始め、神奈川県の中央林間にいいなと思う広い土地を見つけました。

土地といっても当時は草ぼうぼうで、見渡す限り人家もないようなところです。なぜそこに魅力を感じたかというと、話は単純、安かったからです。

医院と自分の家を建てても十分な広さがあり、当時の私がなんとか買うことのできる値段でした。

1955年、内科と小児科の「髙橋医院」を開きました。いよいよ自立した臨床医として新しい道を歩き始めたのです。私が39歳のときのことです。

その後、仲のいい妹が夫を亡くし、子どもたちと亡くなった夫のお母さんと一緒に新潟から私のところにやってきて、医院の手伝いをしてくれるようになりました。一人で不安いっぱいだったところに、力強い助っ人がきてくれ、あのときは本当に心強く感じました。

人家がないところに開いた私の医院ですが、人家がないということは近くに病院もない、ということ。開業してからは何でも診ました。やがて怪我や病気の人たちが頼りにしてくれるようになり、土地の人たちとも徐々に親しくなっていきました。

ここでも充実した日々を送れたわけです。今やるべきだ、という直感は間違っていませんでした。

またしても神様が「これをしなさい」と与えてくださったような道でした。

あれから10年、50歳のときに
精神科を併設した
秦野病院を作りました。
困難にぶつかっても
なぜか道が開けてきました。

中央林間に「髙橋医院」を開いた10年後、今の病院がある神奈川県秦野市に「秦野病院」を開きました。これは大きな決断でした。

というのも、新たに精神科を診療に加えることにしたからです。友人の医師から「暮らしが豊かになってくるこれからの時代、精神が過敏になる人が増えてくる」という話を聞いたからです。

なるほど、精神科の医者は必要になってくるかもしれない。勉強のために中央林間での診療のかたわら、慶應大学医学部付属病院の精神科に通って懸命に勉強をしました。

そしてもし精神科を診療に加えるなら町の中ではなく、空気のいいところがいい、と考えて土地を探し、秦野市に大きな敷地を見つけることができました。

新たに銀行から借金をして病院を開いたのは１９６６年、私が50歳のときのことです。

すでに個人医院は10年やっていましたが、病院経営となると素人同然です。妹がずっと経営を引き受けてくれていましたが、開院直後は職員のみなさんに払うお給料を出すのもやっとのことでした。それでも妹と力を合わせてなんとか乗り切ることができたのは、「求めよ、さらば与えられん」ということだったのではないかと思います。

私は教会に通うような敬虔なキリスト教徒ではありませんが、それでも神様に与えられている、と感じることがあります。神様は私の数々の挑戦を見守ってくださっているように思うことはたびたびありました。

「秦野病院」の新たな診療科目の精神科は、患者さんの話を聞くのがとても重要です。話をしてもらうことで、どう治療していくかが決まるからです。なかには心を開いてくれない方もいるし、ご自身が気づいていないことが病気の原因になっているケースもあります。

どちらにしてもうまくコミュニケーションがとれるようにし、安心して話をしてもらえるような雰囲気を作る必要があります。

そう考えると、駆け出しの頃の未熟な私ではなく、経験を重ねた年齢で始めたのはむしろよかったのではないかと思っています。これも年をとったことのいい面かもしれません。

昨年は「秦野病院ケアセンター」を開所することができました。精神科や心療内科に通っている患者さんのリハビリ施設、就労支援施設、デイサービスの3つが大きな柱になっています。

今、病院は大勢の人たちが関わっています。何の心配もありませんが、ひとつだけ、やっておけばよかったな、と思うことがあります。

老人ホームを作ることです。何度も作るチャンスはあったのです。土地を見つけてくれた人もいたし、銀行もお金を貸してくれると言い、いろいろな条件が揃ったことが何度かありました。

でもなぜか、決心がつかなかった。自分が入りたくなるようなところを作りたいとずっと思っていたのに、とうとうかないませんでした。

今作ることができるなら、お世話をしてもらうのはとてもありがたいものの、ケアをし過ぎず、周りの人から「ありがとう」と言われるような生活が送れる老人ホームがいいと思っています。

私たち老人には、たくさんの人に喜ばれているんだ、という生きがいが必要なのです。

おわりに

この本が世の中にお目見えするその日も、同じ時間に起き、いつものように軽い朝食をとって病院へと階段を下り、午後は好きな絵を描いたり数字パズルで疲れを癒やしていることでしょう。

健康で長生きをするために、さまざまな食事療法や民間療法が紹介されています。私はそのどれにも当てはまらない、平凡な暮らしを続けています。

でも、長生きしたいという欲望がないから、あるいは健康法を貪欲に追わないから、今の健康と幸せがあるといえなくもありません。

きょうは肉が食べたい、お酢の料理を作ってみよう、ちょっと座って足をブラブラさせよう、今回は頑張って休まずに階段を上ろう、ああ熱いお風呂に入りたい――。

情報に振り回されることなく、からだの中から聞こえる声に耳をすまし、その声の言うことを優先して生きてきました。自然な、思うままの暮らしが私の健康を作っていることを知っていただけたと思います。

たぶんあなたのからだや心も声をもっているはずです。その声を聞き、したがってみるのも悪くないでしょう。

私の99歳の誕生日は間もなくです。これからも気負うことなく、残された時間を大切に、感謝の心で過ごしたいと思います。

高橋幸枝（たかはし・さちえ）

1916年11月2日、新潟県生まれ。新潟県立高田高等女学校卒業後、東京で、海軍省のタイピストとして勤務。退職し、中国北京にて、日本人牧師の元で秘書として働く。医学部受験を決意し帰国。福島県立女子医学専門学校入学、卒業後は、新潟県立高田中央病院に勤務。

1953年に東京都町田市の桜美林学園内に診療所を開設、その後、50歳で「秦野病院」を開院し、院長に就任。現在も「秦野病院」「はたの林間クリニック」「子どもメンタルクリニック」「はたのホーム」「就労移行支援事業所りんく」などを運営する医療法人社団秦和会理事長を務める。

小《ちい》さなことの積《つ》み重《かさ》ね

98歳現役医師の"元気に長生き"の秘訣

2015年 9月11日　第1刷発行
2015年12月18日　第5刷発行

著者　高橋 幸枝
発行者　石﨑 孟
発行所　株式会社マガジンハウス
〒104-8003　東京都中央区銀座3-13-10
書籍編集部　☎03-3545-7030
受注センター　☎049-275-1811

企画構成　高橋 環
撮影　中島慶子
ブックデザイン　内藤悠二

印刷・製本所　中央精版印刷株式会社

ISBN978-4-8387-2792-6　C0095